Dr Ernest DETHAN

DE L'UNIVERSITÉ DE PARIS

ANCIEN INTERNE DES HOPITAUX DU MANS

CONTRIBUTION A L'ÉTUDE

DE

L'OSTÉOSARCOME DU RADIUS

(Avec une Planche radiographique)

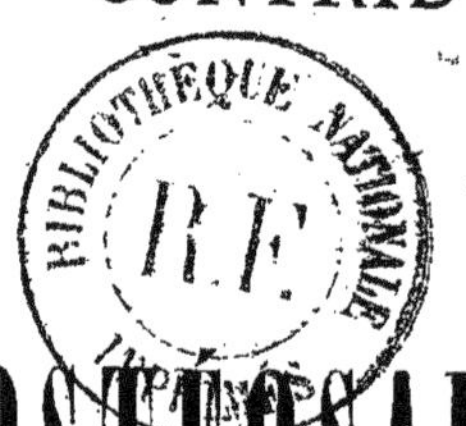

PARIS

Jules ROUSSET

36, RUE SERPENTE

1902

Dʳ ERNEST DETHAN

DE L'UNIVERSITÉ DE PARIS
ANCIEN INTERNE DES HOPITAUX DU MANS
—oo—

CONTRIBUTION A L'ÉTUDE

DE

L'OSTÉOSARCOME DU RADIUS

(Avec une Planche radiographique)

PARIS

Jules ROUSSET

36, RUE SERPENTE
—
1902

A MON PÈRE

A MA MÈRE

MEIS ET AMICIS

A MES MAITRES DANS LES HOPITAUX
DE PARIS

A MON PRÉSIDENT DE THÈSE

MONSIEUR LE PROFESSEUR TILLAUX

Chirurgien de la Charité,
Membre de l'Académie de médecine,
Commandeur de la Légion d'honneur.

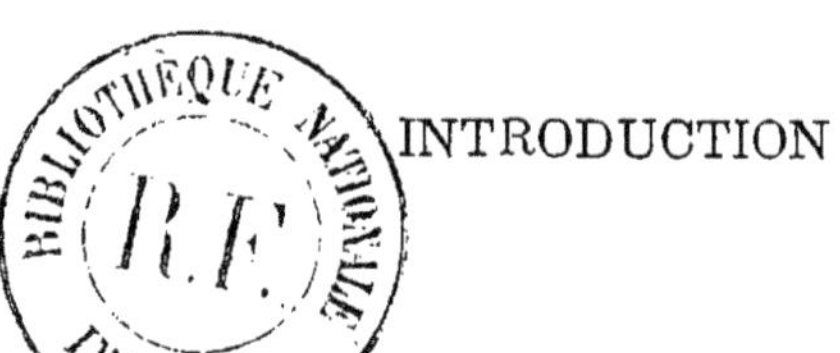

INTRODUCTION

L'idée de cette thèse nous a été suggérée par un cas que nous avons eu l'occasion de voir à la Salpêtrière dans le service du docteur Segond.

Il s'agissait d'une jeune fille de 17 ans, d'état général parfait, qui venait consulter parce que, depuis deux mois, à la suite d'une chute sur la paume de la main droite, elle ne pouvait que difficilement se servir de cette main.

L'interne du service, en l'examinant, trouva au niveau de l'extrémité inférieure de l'avant-bras une légère déformation « en dos de fourchette », une faible déviation de l'axe de la main, en somme, le tableau classique d'une fracture du radius ; mais en explorant l'os, qu'il croyait consolidé, il fut très surpris, étant donné que le traumatisme remontait à deux mois, de trouver une certaine mobilité des fragments, alors que, d'autre part, les manœuvres ne déterminaient aucun phénomène douloureux.

On envoya la malade à la radiographie et l'épreuve, à

notre étonnement, nous montra l'extrémité inférieure du radius réduite à une simple coque très mince, et tout le tissu osseux de l'épiphyse inférieure disparu. On pensa aussitôt à un ostéosarcome, ce que la suite démontra.

L'importance capitale de la radiographie dans ce cas, qui permit de faire un diagnostic extrêmement précoce, point si important pour le pronostic, et de plus très précis, puisqu'il notait deux grands symptômes de l'ostéosarcome : la coque osseuse et la disparition de l'épiphyse, nous détermina à choisir comme sujet de thèse l'ostéosarcome du radius.

Arrivé au terme de nos études médicales, nous sommes heureux de pouvoir présenter nos remerciements aux maîtres dévoués qui ont bien voulu nous apporter le concours précieux de leur science et de leurs encouragements.

Que cet humble travail soit pris en témoignage de notre reconnaissance.

M. le Professeur Tillaux nous ayant fait l'honneur d'accepter la présidence de notre thèse, nous lui offrons l'assurance de notre profonde gratitude.

HISTORIQUE

La sarcomatose osseuse a été longtemps confondue avec toutes les autres tumeurs osseuses. A l'époque de Dupuytren, de Gerdy, de Bérard, toutes les tumeurs malignes des os étaient dénommées ostéo-sarcomes.

L'histologie ouvre une ère nouvelle : Lebret, de cette confusion, distrait les tumeurs fibro-plastiques, Ch. Robin, les tumeurs embryonnaires plastiques, Paget, les tumeurs myéloïdes.

Tumeurs myéloïdes, embryoplastiques et fibro-plastiques sont synthétisées sous le titre générique d'ostéosarcome.

Virchow admet la réalité de ce groupe et l'école allemande, malgré les plaidoyers de Verneuil et de Marchand en faveur de la mise à part dans le cadre des néoplasmes des tumeurs myéloïdes, reste fidèle à l'enseignement de Virchow.

La conception allemande du groupe des ostéosarcomes est admise par Gross, de Philadelphie, en 1879, et par Schwartz, dans sa thèse d'agrégation, en 1880.

A cette phase histologique, succède une phase théra-
peutique. Grâce à l'antisepsie, les interventions deviennent plus fréquentes et moins désespérées. De nombreux
travaux paraissent sur le traitement des ostéosarcomes,
le pronostic opératoire etc.,

Enfin, chacune des localisations de l'ostéosarcome est
étudiée isolément, dans son évolution clinique, en particulier le fémur : (Currel, thèse de Paris, 1894-95) ; l'os
iliaque : (Havage, Paris, 1882). (Robert, 1899) : le péroné :
Levillain, thèse, Paris. 1896, etc.)

Tel est en quelques mots, l'historique de l'ostéosarcome.

ETIOLOGIE ET PATHOGÉNIE

L'ostéosarcome du radius est une affection rare. Si l'on consulte les statistiqnes, on constate tout d'abord que l'ostéosarcome atteint les membres inférieurs de préférence aux membres supérieurs. M. Schwartz note 45 ostéosarcomes des membres supérieurs pour 155 des membres inférieurs.

Or, de plus, le radius n'entre que pour une faible part dans le chiffre indiqué pour le membre supérieur, puisque M. Schwartz note seulement 11 cas : nous en avons recueilli depuis 10 cas ; c'est l'humérus qui est le plus souvent atteint ; au membre supérieur, comme au membre inférieur, l'ostéosarcome prend naissance surtout dans les os les plus rapprochés du tronc.

Nous verrons plus tard en étudiant l'anatomie pathologique, quels sont les segments du radius pris de préférence.

Les données étiologiques sont rares, comme pour tous les ostéosarcomes en général.

Les causes déterminantes sont d'ordre général et d'ordre local.

D'ordre général : l'âge, le sexe et l'hérédité.

D'ordre local : le traumatisme, les lésions des parties molles voisines.

Age. — L'ostéosarcome des membres est rare avant 10 ans, rare après 35 ans. Le radius rentre bien dans cette donnée générale ; d'après l'étude des observations nous voyons les malades âgés de 17 ans (obs. IX) ; 18 ans (obs. VII) ; 19 ans (obs. II) ; 28 ans (obs. V); 30 ans (obs. I) ; 34 ans (obs. IV). Nous trouvons deux cas seulement de sarcome du radius survenus tardivement, l'un chez un homme âgé de 50 ans (obs. III) ; l'autre chez une femme de 45 ans (obs. VIII).

Sexe. — Le relevé de nos observations nous donne 4 femmes pour 6 hommes.

Hérédité. — Rarement signalée, l'hérédité n'en est pas moins un renseignement précieux. Nous la trouvons très nette dans l'observation V où les grands-parents du malade étaient morts de cancer.

Nous trouvons incriminée une fois la scrofule.

Etudions maintenant les causes d'ordre local.

Traumatisme. — Le traumatisme ne saurait être mis en doute. Gross a relevé le commémoratif 63 fois sur 144. Haberen a rapporté un beau cas de chondrosarcome primitif d'un cal de fracture.

Il a cité quinze cas analogues de néoplasmes primitifs du cal. Weisflag, Mazzonni, Rossini ont cité des cas semblables. « On comprend facilement, dit M. Mauclaire, que le cal, cette cicatrice des os, soit, comme les cicatrices des parties molles, un lieu de moindre résistance et que, comme elles, il offre aux tumeurs un terrain propice à la fixation et au développement des néoplasmes. »

Nous trouvons le traumatisme dans notre observation IX ; mais dans ce cas, étant donné les légers troubles fonctionnels accusés par la malade au niveau du poignet quelque temps avant le traumatisme, il est difficile de savoir si la fracture a été le point de départ du néoplasme ou si, ce qui nous semble plus vraisemblable, elle n'a pas été spontanée et due précisément à l'existence latente de l'ostéosarcome.

Lésions des parties molles voisines. — Dans quelques cas, l'ostéosarcome se développe en des points correspondants à un ulcère, à un érysipèle à répétition : ce fait a été observé dans plusieurs cas de sarcomes du fémur, du tibia, de l'humérus, manifestement consécutifs à des lésions des parties molles voisines : nous n'avons rien trouvé de tel pour le radius : peut-être le petit nombre d'observations que nous avons pu recueillir en est-il la cause.

L'étiologie du sarcome est peu connue, la pathogénie l'est moins encore ; c'est celle des sarcomes en général dont nous ne nous occuperons pas ; disons seulement que la théorie infectieuse est la plus probable, comme l'ont démontré les recherches de Pierre Delbet.

ANATOMIE PATHOLOGIQUE

Siège. — L'ostéosarcome du radius, comme celui de tous les os longs, a comme lieu d'élection les épiphyses. Dans la statistique de Schwartz, on voit figurer un seul cas d'ostéosarcome de la diaphyse pour le radius : nous en avons recueilli depuis deux cas seulement.

Des deux épiphyses, c'est l'inférieure qui est atteinte le plus fréquemment. Nous voyons l'ostéosarcome siéger 5 fois sur l'extrémité inférieure et 3 fois seulement sur la supérieure. La raison en est peut-être dans la plus grande intensité des phénomènes vitaux de l'épiphyse inférieure qui fournit le plus en longueur à l'accroissement de l'os.

Le cartilage diaépiphysaire est-il le point de départ du néoplasme ? En tout cas, la délimitation, entre sarcomes de l'épiphyse et de la diaphyse, disparaît vite au cours de l'évolution de l'ostéosarcome.

Le *poids*, les *dimensions* de la tumeur sont variables, mais un développement énorme est un point particulier aux ostéosarcomes, témoin le cas de Marsh (*The Lancet*,

17 septembre 1892),où la tumeur pesait 33 livres. Depuis quelques années on ne signale plus de sarcomes arrivés à un tel poids parce que dans l'état actuel de la chirurgie, on ne les laisse presque jamais évoluer ainsi d'eux-mêmes : on intervient aussitôt qu'on le peut.

La *consistance* est variable suivant la variété histologique et les dégénérescences de la tumeur. On trouve tous les intermédiaires entre « la dureté de l'ivoire » et la déliquescence la plus complète. D'ailleurs, dans la même tumeur, on peut trouver en proportion variable des tissus mous et des tissus durs.

Ainsi dans l'étude de nos observations, nous voyons que tantôt la tumeur était « dure, immobile » (obs. VII), « excessivement dure et résistante » (obs. V), tantôt au contraire « molle et diffluente » (obs. III).

Outre ces caractères, il en reste un autre des plus importants que nous retrouverons d'ailleurs en étudiant les symptômes, c'est l'existence d'une coque osseuse provoquant la crépitation parcheminée. Nous en trouvons un superbe exemple dans la planche radiographique de notre observation IX. Quand on examine cette planche en effet, on voit avec la plus grande netteté, outre la disparition du tissu osseux de l'épiphyse inférieure du radius, une coque osseuse très mince qui enveloppe la tumeur. Cette coque n'est pas constituée par le tissu compact progressivement distendu mais par du tissu osseux de récente formation développé aux dépens du périoste.

Nous verrons bientôt qu'elle appartient surtout aux ostéosarcomes centraux et naturellement à une forme variant avec celle des tumeurs qu'elle enveloppe. Enfin, elle envoie souvent dans la profondeur de la tumeur des prolongements comme dans l'observation I.

La *forme* du néoplasme dépend naturellement de son siège, de ses dimensions, de sa consistance et des parties molles qui l'environnent.

Au début et quelquefois pendant une longue période de son évolution, l'ostéosarcome peut ne déterminer qu'une très légère déformation. Quand la tumeur est encapsulée, elle forme une bosse qui saille le plus souvent sur l'une des faces de l'avant-bras ; si elle dure, elle repousse et distend les parties molles, prenant alors en général une forme assez régulière, comme dans l'observation II, où l'avant-bras « présente une forme arrondie, régulière, surtout dans son tiers supérieur. », dans l'observation V où le radius était « globuleux », etc. Si elle est molle, elle se moule sur les organes voisins d'où un aspect irrégulier, multilobé.

Quand l'ostéosarcome est diaphysaire, il a soit la forme d'une masse surajoutée sur l'une des faces, soit celle d'un véritable fuseau.

Etat des parties molles environnantes.

Nous venons de voir que lorsque la tumeur était dure, elle distendait les tissus. Ils s'atrophient. Les progrès de la distension favorisent l'ulcération des parties molles . Il est fréquent de trouver des foyers hémorrhagiques dans les muscles.

La compression des nerfs, dans l'ostéosarcome du radius, est rare, par suite de la disposition anatomique des gros troncs nerveux.

Les artères résistent à la compression mais les veines sont aplaties.

Les téguments restent sains pendant longtemps dans certaines variétés, d'ailleurs les plus fréquentes, comme nous le verrons, mais avec les progrès du néoplasme, sous la distension de plus en plus grande, les aponévroses s'amincissent et sont perforées par la tumeur. Enfin, la peau, adhérente ou non, se sphacèle au point qui subit le maximum de distension et laisse sortir par une ouverture irrégulière un bourgeon sarcomateux.

Quand la tumeur est molle, elle s'insinue au milieu des tissus et prend par conséquent une forme qu'il est impossible de décrire ; c'est dans ces cas qu'on observe surtout, du côté des nerfs, des douleurs à distance, et du côté et sous les tissus, un envahissement général amenant rapidement la dégénérescence.

Enfin, sous le périoste et dans la tumeur même, se produisent parfois des hémorrhagies comme dans l'observation IV. Ces faits ont une importance clinique, car les épanchements sanguins sont la cause vraisemblable, comme le pense Clutton, de ces poussées pseudo-inflammatoires que l'on observe parfois, poussées pendant lesquelles la tumeur augmente notablement de volume pour reprendre ensuite ses dimensions antérieures.

Nous diviserons les sarcomes avec Virchow, Lücks, Volkmann, Eugène Nélaton, Ranvier, Gross et Schwartz, d'après leur origine dans l'os en sarcomes centraux ou myélogènes et sarcomes périphériques ou périostaux. Cette division anatomo-pathologique est également clinique, comme nous le verrons par la suite.

Le sarcome central est généralement épiphysaire, comme le démontrent nos observations pour le radius. Le sarcome périphérique est diaphysaire.

Le sarcome central est mou, entouré par une coque osseuse plus ou moins complète, comme dans l'observation IX ; le sarcome périphérique est dur. Dans le premier, l'épiphyse atteinte se décalcifie sous l'invasion du néoplasme.

La planche radiographique que nous publions met ce fait nettement en évidence. Dans l'observation VIII nous voyons les mêmes résultats : « Le radius et le cubitus étaient à peine visibles à l'écran, tant s'était raréfiée la substance calcaire qui fait la base de l'ossification. On dut diminuer considérablement l'intensité de lumière de l'ampoule pour avoir une idée relativement exacte de leurs contours. »

Le sarcome périphérique, au contraire, se calcifie, s'ossifie ou se chondrifie très souvent. Il n'envahit l'os que de dehors en dedans ; aussi, tantôt, il laisse l'os à peu près intact, tantôt il l'érode jusqu'au canal médullaire et végète dans l'intérieur de l'os.

L'ostéosarcome central a de la tendance aux dégénérescences kystique et télangiectasique. Les dégénérescences calcaire et osseuse sont plutôt le fait des sarcomes périphériques.

Il suit de ces considérations que les fractures spontanées sont surtout le fait de l'ostéosarcome central.

Ces *fractures spontanées* sont évidemment fréquentes ; tantôt la fracture survient dans un cas où manifestement l'os est altéré ; tantôt, elle survient soudain chez un

sujet en parfaite santé apparente et constitue le premier
signe du néoplasme. L'os seul est altéré à ce moment-là,
décalcifié, sans déformation visible et à plus forte raison
sans lésion des parties molles voisines. C'est le cas de
la malade de l'observation IX ; en parfait état général,
ayant seulement éprouvé quelques rares douleurs dans
le poignet, elle fait une chute légère sur la main et fracture son radius qu'on trouve, à l'étonnement général,
deux mois après, non consolidé.

La consolidation arrive très rarement à terme, quand
il se produit un cal, parce que le membre est enlevé par
le chirurgien ou parce que le malade meurt.

Etudions maintenant l'état des articulations dans
l'ostéosarcome du radius. En loi presque générale, dans
les ostéosarcomes épiphysaires, l'articulation est intacte.
Nous lisons presque toujours dans nos observations :
articulations du coude, articulations du poignet, articulations radio-cubitales inférieures et supérieures intactes.
L'immunité de l'articulation est due au cartilage d'en-
croûtement qui résiste victorieusement le plus souvent
au processus néoplasique.

Virchow (trad. Aronssohn, p. 295) insiste beaucoup
sur ce fait. Quelquefois pourtant le cartilage n'est pas
une barrière suffisante (voir obs. VIII).

Quand l'articulation est envahie, on note parfois une
hydarthrose néoplasique avec intégrité des cartilages,
parfois une hémarthrose néoplasique analogue aux
pleurésies hémorrhagiques, révélatrices d'un cancer du
poumon. Parfois enfin, l'articulation est envahie par
le néoplasme qui la distend, y bourgeonne et en fait

une caverne communiquant avec d'autres cavités osseuses de la diaphyse ou de l'épiphyse ; le cartilage diarthrodial est parfois perforé en « pomme d'arrosoir » (Volkmann), la synoviale détruite. D'après Schwartz, les néoplasmes centraux envahissent l'article par l'épiphyse en perforant le cartilage diarthrodial. Le sarcome périostique n'envahit le plus souvent l'article que par les côtés à travers la capsule, en suivant les ligaments qui servent de conducteurs.

Au point de vue histologique, la classification est basée sur la nature de l'élément cellulaire constitutif ou tout au moins prépondérant. Nous avons :

1° Les sarcomes centraux : à cellules fusiformes.

à cellules rondes.

à cellules giganto-cellulaires ou à myéloplaxes.

2° Les sarcomes périostaux : à cellules fusiformes.

à cellules rondes ostéoïdes.

Telle est la classification de Gross et de Schwartz.

L'ostéosarcome myélogène à myéloplaxes est le plus fréquent ; nous le trouvons dans les obs. I, III, IV, V.

Les myéloplaxes sont de larges plaques protoplasmiques poussant une série considérable de prolongements en pointes et en massues. Le protoplasma est granuleux ; les noyaux sont semés sans ordre.

Le myéloplaxe diffère de la cellule géante de la moelle fœtale par la bizarrerie de ses formes, ses dimensions plus grandes, le plus grand nombre de ses noyaux. Il n'en dérive pas, la tumeur à myéloplaxe apparaissant de

20 à 40 ans, la cellule géante de la moelle fœtale étant
des plus rares après 20 ans. Que sont ces myéloplaxes ?
S'agit-il de cellules osseuses mises en liberté par la
résorption des tissus osseux, comme le veulent Rind-
fleisch, Virchow et Gross ou sont-ce des éléments vaso-
formateurs, des angioblastes, comme l'enseignent
Wegner, Brodowsky, Monod et Malassez ? ou enfin des
produits inflammatoires vulgaires ? La question est loin
d'être tranchée.

Les ostéosarcomes à myéloplaxes sont des tumeurs
ovoïdes ou sphériques, à surface inégale et bosselée, sur
laquelle les organes de voisinage se creusent des emprein-
tes.

A la coupe, la tumeur est rougeâtre, violacée.

La richesse vasculaire de ces productions rend compte
de cette coloration, comme elle explique aussi la fré-
quence des dégénérescences kystique et télangiectasique.
L'ostéosarcome à myéloplaxes a une marche lente et ne
se généraliserait pas, d'après Nélaton. Certains auteurs
en ont même fait une tumeur bénigne ; nous avons vu, à
propos de l'historique, que certains auteurs voulaient
détacher cette classe du groupe des ostéosarcomes.
Récemment, les docteurs Malherbe (*Gazette médicale de
Nantes*, 1900) sont revenus sur ce point, et font, dans
les ostéosarcomes à myéloplaxes, deux variétés : l'une,
relativement bénigne, évoluant comme une tumeur
mixte, l'autre maligne parce qu'à côté des myéloplaxes,
se trouvent les véritables éléments du cancer, les cellules rondes ou les cellules fusiformes.

L'ostéosarcome myélogène à cellules rondes est caractérisé histologiquement par des cellules rondes à noyau volumineux au point d'en imposer pour un noyau libre.

Ce sont des tumeurs considérables à marche rapide qui subissent facilement la dégénérescence kystique ou muqueuse ou graisseuse et se généralisent souvent.

Elles ont la consistance et la couleur de la substance cérébrale, d'où l'épithète qu'on leur a parfois donnée d'encéphaloïdes. A la coupe, elles fournissent un suc abondant et transparent qui s'opacifie bientôt,

L'ostéosarcome à cellules fusiformes, fibro-plastique, fibro-cellulaire, forme des tumeurs rondes ou ovales, lisses ou légèrement nodulées, de consistance ferme et élastique, surtout petites en général. A la coupe, elles présentent un aspect lisse, blanc ou rosé. Leur marche est lente ; elles ne se généralisent pas le plus souvent.

Parmi les sarcomes périostiques, ceux à cellules fusiformes et à cellules rondes ne présentent rien de bien particulier.

D'après Dubar, le *sarcome ostéoïde* naît du tissu conjonctif aux dépens des éléments embryonnaires. Histologiquement, il est formé : 1° par des ilots sarcomateux ; 2° par des masses de sels calcaires au milieu desquelles on trouve des cellules anguleuses rappelant les ostéoplastes. L'évolution des sarcomes ostéoïdes est celle de la sarcomatose embryonnaire.

Après cette revue rapide des espèces d'ostéo-sarcomes fondamentales, étudions les modifications qui font dévier les néoplasmes de leur type, que ces modifications soient dues à des associations de tissus pathologiques, à l'évolution vers les tissus d'une organisation plus élevée, à des troubles vasculaires.

Les tissus qui coexistent dans les tumeurs mixtes avec le tissu sarcomateux, sont tous d'origine mésodermique. C'est le tissu fibreux dont l'association au tissu sarcomateux caractérise le fibro-sarcome ; c'est le tissu myxomateux avec ses cellules étoilées et sa substance amorphe dont l'association au tissu sarcomateux réalise le myxosarcome. C'est le tissu lipomateux, c'est le tissu chondromateux donnant naissance au lipo-sarcome et au chondro-sarcome.

Ce sont enfin ces dépôts au sein des néoplasmes de pigment brun ou noir qui peut les envahir tout entiers ou seulement par places. Le mélano-sarcome est une rareté pathologique.

L'évolution vers les tissus d'une organisation plus élevée est représentée par les sarcomes ossifiants ; de l'os véritable se développe au sein du néoplasme.

Quant aux troubles vasculaires qui modifient le type du sarcome, ils peuvent être dus à une vascularisation excessive et le type du sarcome télangiectasique est réalisé, ou à un apport nutritif insuffisant.

L'infection par contiguïté et la généralisation ont un processus variable suivant la variété du sarcome. D'après Schwartz, dans les cas de sarcomes centraux, la moelle n'est prise secondairement que si le sarcome est épiphysaire. Le sarcome périostique envahit rapidement les parties sus ou sous-jacentes. Quant aux ganglions, pour le radius comme pour les autres os dans les cas d'ostéosarcome, ils sont très rarement infectés.

La généralisation prend donc très rarement la voie lymphatique, mais beaucoup plus fréquemment la voie veineuse. Elle se fait souvent dans d'autres os ou dans les viscères. Nous avons un cas de généralisation aux vertèbres (obs. X).

Parmi les viscères, le poumon est le viscère d'élection

SYMPTOMES

Le début de l'ostéosarcome du radius affecte les modes les plus variables.

Parfois, c'est la *douleur* qui entre la première en scène, comme nous le voyons dans nos observations. Elle est très variable dans ses caractères ; vive, brusque, intermittente (obs. VII) ; continue (obs. III) ; spontanée le plus souvent, « survenant à la suite de fatigues » (obs. V) ; où apparaissant seulement quand on palpe le radius.

La douleur peut exister seule pendant quelque temps, entraînant des erreurs de diagnostic fatales jusqu'au jour où apparaît une tumeur à caractères définis.

L'ostéosarcome n'a pas toujours ce mode de début : nous avons vu, en étudiant l'anatomie pathologique, que dans un cas (obs. IX) le premier symptôme avait été une *fracture spontanée* de l'extrémité inférieure du radius à l'occasion d'un léger traumatisme sur la main.

Enfin, la tumeur elle-même peut apparaître, sans avoir été précédée par aucun trouble fonctionnel, comme dans

l'observation IV, où seulement précédée par des symptômes fugaces comme dans l'observation VII, où la tumeur
fut reconnue accidentellement par le médecin. Quoi qu'il
en soit du mode de début, étudions maintenant la
période où l'affection est caractérisée, mais auparavant
nous voulons insister sur un fait qui nous a frappé dans
plusieurs observations que nous avons recueillies, c'est
la longue période de temps qui s'écoule entre le début
appréciable de la tumeur et le moment où elle prend une
évolution rapide.

Nous voyons en effet dans l'observation IV « une
tumeur en avant du poignet gauche remarquée 9 ans
avant l'intervention chirurgicale ». Dans l'observation I
le début remonte à 5 ans ; de même dans l'observation VIII. Ces constatations sont en contradiction avec
les données classiques qui assignent à l'ostéosarcome en
général une évolution rapide et continue.

Il est à remarquer que dans ces observations, il s'agit
d'ostéosarcomes centraux à myéloplaxes dont nous
avons discuté déjà, à propos de la structure histologique, le pronostic spécial et dans certains cas encore mal
définis, leur relative bénignité analogue à celle des
tumeurs mixtes.

Nous décrirons deux périodes dans l'évolution des
ostéosarcomes du radius : une période d'infection locale
et une période d'infection générale et de cachexie, en étudiant séparément l'ostéosarcome des épiphyses et l'ostéosarcome de la diaphyse car ils présentent entre eux des
différences au point de vue clinique.

A) Période d'infection locale.

1º *Ostéosarcome juxta-articulaire.*

Signes objectifs, Les signes objectifs sont, à la vue une déformation causée par la tumeur, de caractères très variables.

Au début, la déformation peut être minime et consister seulement dans une tuméfaction plus ou moins accentuée de la région sus ou sous-articulaire, due au refoulement des parties molles par la tumeur sous-jacente. Cette tuméfaction peut porter uniformément sur toute la région atteinte (obs. I et V). C'est le cas le plus fréquent dans l'ostéosarcome de l'extrémité inférieure du radius, ce qui s'explique peut-être par ce fait que le radius constitue la plus grande partie de l'extrémité inférieure du squelette de l'avant-bras et que d'autre part, l'ostéosarcome étant presque toujours central à ce niveau, dilate de tous côtés à peu près régulièrement les parties molles. Parfois cependant, l'évolution se fait avec prédominance sur l'une des faces du poignet, comme dans l'observation IV où la tumeur se trouvait en avant du radius.

A l'extrémité supérieure, par suite de la situation anatomique du radius, la tumeur s'étend du côté externe où elle forme en général une saillie globuleuse (obs. II).

Enfin, l'aspect de la tumeur peut être modifié, rendant ainsi le diagnostic d'une grande difficulté, par une fracture spontanée, comme dans l'observation IX, où le tableau était celui d'une fracture du radius à l'extrémité inférieure.

Pendant longtemps, les téguments sont sains. Les veines se dilatent parfois de bonne heure et ce signe, quoique non pathognomonique, est important.

La palpation donne des renseignements parfois difficiles à interpréter, quand la tumeur est profonde. Souvent, on sent que la tumeur fait corps avec l'os ; parfois on la mobilise avec l'épiphyse osseuse dans l'intérieur de laquelle elle s'est développée ; parfois enfin, elle a bourgeonné en dehors de l'os et on peut sentir les espaces ramollis où la tumeur a perforé l'os (obs. I).

Pendant la palpation, on sent parfois un signe important que nous avons perçu une fois (obs. IX), c'est la crépitation parcheminée. Elle s'offre, d'après Schwartz, sous deux formes différentes :

« Dans une première forme, c'est une sensation de coquille osseuse qui se déprime sous le doigt, puis revient à son état initial ; c'est la crépitation parcheminée telle que l'a décrite déjà Dupuytren ; dans une deuxième forme, le doigt sent comme des lamelles osseuses qui se brisent sous son action plus ou moins puissante.

« Le premier bruit se passe à la surface, le second dans la profondeur du néoplasme, et tous deux ont une signification bien différente. Dans le premier cas, il y a une coque osseuse plus ou moins épaisse ; dans le deuxième cas, l'intérieur de la tumeur est parcouru par des travées osseuses plus ou moins fragiles. »

La consistance est absolument variable, comme nous l'avons dit déjà à propos de l'anatomie pathologique, dure, molle, quelquefois même fluctuante, unie ou au contraire bosselée.

Les auteurs signalent, quand la tumeur évolue vers la télangiectasie, un mouvement d'expansion perçu par la main qui palpe la tumeur, accompagné parfois par des battements. A l'auscultation, on entend dans ces cas un souffle intermittent isochrone au pouls. Nous n'avons pas constaté ce phénomène dans les observations que nous avons recueillies.

La température locale est augmentée de 1 à 2 degrés, d'après Estlander, Verneuil, Cauchois, Gross et Schwartz.

Au début, les ganglions sont intacts. Nous n'avons observé l'injection ganglionnaire que dans deux cas, alors qu'il s'agissait d'ostéosarcomes récidivés (obs. I et II).

Symptômes fonctionnels. — La douleur spontanée est la règle. Elle est variable suivant le malade, les dimensions de la tumeur et la variété de l'ostéosarcome.

Dans le sarcome à cellules géantes, qui est de beaucoup le plus fréquent, la masse peut arriver à un stade avancé de son évolution, sans que le malade se plaigne d'autre chose que de la gêne causée par le volume de la tumeur.

Nous avons vu, en étudiant l'anatomie pathologique, que le cartilage articulaire était rarement envahi ; aussi les mouvements articulaires du coude et du poignet sont-ils presque toujours libres (obs. III, V et X.

Par contre, les mouvements des articulations radio-cubitales sont gênés par le développement de la tumeur quand elle se dirige vers le cubitus, créant ainsi un obstacle à la pronation et à la supination, comme nous le constatons obs. II et V.

L'état général reste bon parfois pendant longtemps; aussi le malade se décide-t-il difficilement à une intervention.

2° *Ostéosarcome diaphysaire.*

Les *symptômes objectifs* que nous avons étudiés dans les ostéosarcomes juxta-épiphysaires se retrouvent en partie dans l'ostéosarcome diaphysaire.

Celui-ci par suite de son siège, prend un aspect globuleux ou fusiforme, siégeant au tiers moyen ou à l'union du tiers moyen avec le tiers supérieur. obs. II.

Les troubles articulaires sónt nuls.

Les *troubles jonctionnels* sont beaucoup plus accentués, que dans les ostéosarcomes juxta-articulaires : dans l'observation VIII, le malade a des douleurs spontanées très vives, surtout la nuit et la moindre pression est intolérable.

On trouve noté en outre (obs. VIII) de l'œdème de la main.

Ces ostéosarcomes sont presque toujours des tumeurs très graves, à évolution rapide et à développement considérable.

B) Période d'infection générale et de cachexie

Nous n'avons pas de données bien précises sur cette période pour les ostéosarcomes du radius, car à part un cas, nous ne trouvons que des guérisons, du moins des guérisons affirmées au bout d'un temps plus ou moins long.

Cette période est caractérisée par des bourgeonnements à travers les téguments distendus et altérés et par des ulcérations qui donnent lieu à de la suppuration, à de la fièvre, à l'élimination de fragments de la tumeur nécrosés.

L'os se fracture en un ou plusieurs points et la consolidation est exceptionnelle.

Il se transforme en caverne suppurante, saignante. Des hémorrhagies se produisent dans l'intérieur des muscles, sous le périoste, rendant le membre énorme.

Le malade maigrit, se cachectise, et *la mort* survient comme dans la période ultime des cancers, par épuisement, par phlegmatia alba dolens et embolie, par généralisation ou par hémorrhagie et septicémie.

La généralisation dans les viscères donne lieu à des pleurésies hémorrhagiques, des péritonites.

Nous avons un cas de généralisation à la colonne vertébrale (obs. X) entraînant des symptômes tout à fait spéciaux : d'abord des douleurs fulgurantes, analogues à celles du tabes, puis une paralysie flasque, absolue des membres inférieurs, avec incontinence de l'urine et des matières fécales.

La marche est variable. Nous avons vu qu'assez souvent, l'ostéosarcome du radius pouvait évoluer lentement et silencieusement pendant plusieurs années, 5 ans, 9 ans. Cette marche lente est le fait des sarcomes centraux à cellules géantes. Il se produit parfois des poussées dues

à des hémorrhagies dans l'intérieur du sarcome (obs. IV)
à des traumatismes.

La durée est également essentiellement variable :
L'intervention chirurgicale a donné pour le radius, de
bons résultats, et des cas de guérison maintenus longtemps. Nous étudierons ce point capital et la question des
récidives à propos du traitement et du pronostic.

DIAGNOSTIC

D'une façon générale, le diagnostic est difficile, surtout au début, alors que pourtant, il serait de la plus grande utilité de pouvoir l'établir.

Comment l'établir dans ces cas où l'ostéosarcome a évolué à l'état presque latent, déterminant seulement quelques légers troubles fonctionnels, jusqu'à l'apparition d'une solution de continuité qui vient surprendre par sa brusquerie ?

Comment l'établir dans ces cas où les signes principaux manquent, où il y a seulement la douleur et une légère tuméfaction évoluant avec une allure sub-inflammatoire banale, alors que le patient, par ailleurs, jouit d'une santé en apparence absolument parfaite ?

Dans ces conditions, les erreurs sont presque fatales.

1° Etudions d'abord le cas où la douleur est le seul symptôme, sans tumeur appréciable.

On comprend l'embarras du clinicien en face de ce signe, quand la palpation ne provoque aucun phénomène douloureux. On pense à une *douleur rhumatismale*, à une *douleur névralgique*. On prescrit la médication du rhumatisme qui naturellement ne donne pas de résultats, et l'erreur continue jusqu'à l'apparition de la tumeur.

Si la palpation est douloureuse, on songe quelquefois à une *ostéomyélite subaiguë*.

2° A la période d'état, quand la tumeur est apparue, les difficultés sont parfois aussi grandes. Nous avons vu, en effet, que la tumeur produisait souvent une tuméfaction générale de toute la région juxta-articulaire. Il est souvent difficile de savoir si l'articulation est prise ou non, et alors dans ce cas, on pense à toutes les lésions qui peuvent atteindre l'article.

On songe à l'*hydarthrose*, à l'*ostéo-arthrite tuberculeuse*. Ces deux affections évoluent, comme le sarcome, pendant une assez longue période, d'une façon subaiguë, sans grande réaction générale. Si l'ostéosarcome est mou, on peut croire qu'il s'agit d'un abcès osseux : pourtant la suppuration n'est jamais franche dans le sarcome : elle est d'ailleurs exceptionnelle.

D'autre part, les mouvements articulaires sont presque toujours conservés dans leur intégrité, contrairement à ce que l'on observe dans la tumeur blanche. Nous avons vu d'après nos observations que, à part les mouvements de pronation et de supination, les mouvements du coude et du poignet étaient pendant très longtemps intacts.

Si on immobilise le membre, le malade n'est aucunement soulagé dans le cas d'ostéosarcome : les douleurs persistent comme avant, alors que le repos d'une articulation tuberculeuse, améliore sensiblement l'état fonctionnel. C'est le cas de la malade de l'observation IX ; on crut à une ostéo-arthrite tuberculeuse du poignet ; on mit le membre dans un appareil plâtré : les douleurs persistèrent si bien qu'au bout de huit jours, on enleva le plâtre et on fit une ponction : on retira du sang, c'était un ostéosarcome.

Enfin, nous avons vu que l'ostéosarcome avait parfois des poussées pseudo-inflammatoires qui viennent compliquer le diagnostic. Dans ces cas, si la tumeur n'a pas de symptômes objectifs bien tranchés, on peut penser à une *arthrite traumatique* ou à une *arthrite inflammatoire*, d'origine rhumatismale ou blennorrhagique, avec des raisons d'autant meilleures en apparence que dans l'ostéosarcome, après ces poussées, la tumeur semble rétrocéder.

D'autre part, le gonflement, la rougeur, peuvent faire croire à une *ostéomyélite aiguë* et surtout à une *ostéomyélite chronique* et à une *ostéomyélite prolongée* ; dans ces deux derniers cas, étant donné l'analogie des symptômes, il faudra les étudier minutieusement ; on s'informera des antécédents qui indiqueront parfois l'existence d'une tumeur, soit chez les ascendants, soit chez le malade lui-même en un autre point du corps ; on tiendra compte de la diminution des douleurs par le repos dans l'ostéomyélite, et des irrégularités osseuses senties à la palpation.

Enfin, un symptôme sera d'une importance capitale, quand on l'observera : c'est la *crépitation parcheminée* dont nous avons déjà fait l'étude ; malheureusement, il n'existe que dans certains cas ; ainsi, à part lui, tous les autres signes n'ont rien de pathognomonique : c'est pourquoi, depuis longtemps, dans les cas de doute, a-t-on conseillé l'incision exploratrice. En général, elle fournit des renseignements suffisants, mais dans quelques cas, elle reste même insuffisante, puisque, dans un cas de Cornil et Ranvier, une tumeur prise à l'œil nu pour un sarcome fut reconnue histologiquement pour une lésion tuberculeuse.

Nous retrouvons encore des causes d'erreur quand la tumeur a subi la dégénérescence kystique. Les *abcès tuberculeux* et les *gommes syphilitiques* parostales et périostiques ont donné lieu à bien des méprises. Nous en avons un exemple dans l'obs. VIII. « Pour lever les doutes au sujet d'une affection pouvant avoir la syphilis pour point de départ, le médecin traitant eut recours à un traitement intensif par injections hypodermiques de calomel et administrations à doses élevées d'iodure de potassium. Comme cela arrive communément dans les premières semaines, il se produisit une détente marquée. Les douleurs s'atténuèrent, la tumeur se réduisit de volume et puis brusquement on perdit tout ce qu'on avait pu gagner. » Le traitement spécifique, dans les cas de doute, en présence d'une tumeur osseuse bizarre, doit être prescrit évidemment tout d'abord et éclaire vite le diagnostic, quand il donne des résultats positifs.

Dans les cas d'abcès froid, les antécédents, le bourrelet dont on a la sensation aux limites de l'abcès et surtout la ponction suffisent en général à établir le diagnostic.

Quant aux kystes hydatiques, ils sont extrêmement rares et la ponction les ferait reconnaître.

Il résulte de cette étude que, à part la crépitation parcheminée, d'ailleurs rarement constatable, aucun symptôme n'est pathognomonique. Et pourtant, nous avons actuellement un élément de diagnostic des plus précieux et sur lequel nous voulons insister : il nous est fourni par la *radiographie*.

Nous avons trois cas où la radiographie a été employée: dans l'un (obs. IX) dont nous avons déjà parlé, l'ostéosarcome, de date récente, avait déterminé une fracture spontanée de l'extrémité inférieure du radius ; mais à part une légère déformation due à la fracture, on ne notait aucun signe de tumeur proprement dit ; l'état général était d'ailleurs parfait et la malade ne se plaignait d'aucun phénomène douloureux. La radiographie montra une disparition complète du tissu osseux de l'épiphyse inférieure et la présence d'une coque osseuse caractéristique. L'épreuve nous permit de faire aussitôt le diagnostic d'ostéosarcome. Aucune autre affection ne peut déterminer ainsi une disparition complète du tissu osseux d'une épiphyse toute entière.

L'ostéomyélite n'envahit pas la totalité du tissu osseux ; de même la tuberculose, la syphilis.

Dans ces cas, comme nous avons eu l'occasion de le voir, il reste des portions d'os qui sont indiquées nettement sur l'épreuve radiographique : en outre, il y a des irrégularités dans la forme de l'invasion osseuse par ces affections.

Dans le second cas, obs. VIII, les rayons X montrèrent « que les os de l'avant-bras étaient complètement altérés » et même, alors qu'aucun symptôme n'attirait l'attention du côté du bras, « que l'humérus était sérieusement pris. » Dans ce cas, comme dans l'autre, ce qui frappe, c'est la disparition du tissu osseux : « La diaphyse du cubitus et du radius était à peine visible à l'écran. Il en était de même pour l'humérus dans les deux tiers au moins de sa longueur. En l'absence de troubles locaux constatables à l'œil nu ou à la main le long de l'humérus, déjà cet os était dégénéré. »

On voit par ces faits l'importance capitale de la radiographie pour établir le diagnostic différentiel, pour l'établir de façon précoce et enfin pour juger bien exactement de l'étendue des lésions, du moins, bien entendu, dans les cas d'ostéosarcomes centraux.

Quand le diagnostic d'ostéosarcome est posé, il reste un point à déterminer des plus importants, au point de vue du pronostic et peut-être, comme nous le verrons, au point de vue des indications opératoires, c'est le diagnostic de la variété de l'ostéosarcome. Il est difficile sauf pour les deux classes : sarcomes centraux et sarcomes périphériques.

Le sarcome central est généralement épiphysaire, le sarcome périphérique est diaphysaire.

Le sarcome central est mou, entouré d'une coque osseuse, qui détermine parfois de la crépitation osseuse. Le sarcome périphérique est dur.

Ce que nous avons dit plus haut de la radiographie, c'est-à-dire la décalcification de l'os, se rapporte exclusivement à l'ostéosarcome central ; le sarcome périphé-rique, au contraire, est le plus souvent ossifiant. En outre, comme nous l'avons vu, l'évolution clinique n'est pas la même.

Enfin, indépendamment du diagnostic de ces deux grandes classes, il est une variété que l'on ne peut diffé-rencier : c'est le sarcome myéloïde. Nous avons vu que la plupart de nos observations se rapportaient à des sarcomes à myéloplaxes. Ces ostéosarcomes se dévelop-pent lentement, arrivent à un énorme volume sans altérer beaucoup l'état général ; ils occupent de préférence l'ex-trémité inférieure du radius, et M. Schwartz conclut qu'en face d'un ostéosarcome épiphysaire, il y a dix chances contre une pour que ce soit un sarcome à cellules géantes.

Le diagnostic des autres variétés est beaucoup plus difficile.

PRONOSTIC

« Si certains ostéosarcomes, a dit M. le professeur
Terrier, présentent, comme les tumeurs ostéoïdes, des
caractères de malignité excessive, d'autres, comme les
sarcomes myéloïdes, offrent dans des conditions déter-
minées une bénignité relative. » Depuis les ostéosarcomes évoluant cómme les pires cancers, jusqu'à ceux qui
se comportent comme les tumeurs les plus bénignes, tout
peut se rencontrer. Est-il possible d'affirmer sur la variété d'un sarcome qu'il sera toujours bénin ou toujours
malin ? C'est ce qu'affirmait Eug. Nélaton quand il se
refusait à admettre que les sarcomes à myéloplaxes,
bénins par essence, puissent récidiver et se généraliser.
M. Quénu n'est pas de cet avis. Voici ce qu'il disait à la
discussion de la Société de chirurgie du 9 mai 1894 :
« L'erreur des chirurgiens a été jusqu'ici de vouloir
établir une corrélation entre la nature histologique et
l'évolution clinique de l'ostéosarcome. Ce sont là des
choses distinctes. Nous ne pouvons rien sur cette évolution, nous la constatons sans la prévoir. » Kirmisson est

de cet avis : « Il n'y pas de tumeurs bénignes ou malignes, de par leur nature histologique, mais des tumeurs à évolution bénigne ou maligne. »

Et cependant, pour le radius, l'opinion de Nélaton semble exacte. Nous trouvons quatre cas où il est noté expressément que l'examen histologique avait décelé des ostéosarcomes à myéloplaxes. Or, si nous étudions ces quatre cas, nous ne trouvons d'abord aucune trace de généralisation. En outre, nous voyons sur ces trois cas, dans l'observation III, pas de récidive au bout de 3 ans ; dans l'observation IV, pas de récidive au bout de 4 ans ; dans l'observation I, au bout de 3 ans ; enfin, dans l'observation V, le malade mourut 18 mois après l'opération, mais d'albuminurie, sans qu'on ait jamais constaté aucune trace de récidive. Il faut remarquer de plus que deux de ces cas furent traités par la résection de la portion osseuse et le grattage (observation III) et non par l'amputation ; et cependant pas de récidive.

On ne peut malheureusement rien conclure de formel de ce petit nombre de faits : on voit là seulement une preuve de plus de la relative bénignité, depuis longtemps proclamée, des tumeurs à myéloplaxes. Cette donnée est à retenir pour les indications opératoires.

Etudions maintenant les autres observations :

L'une ne peut entrer en ligne de compte, à cause de la date trop récente de l'intervention.

La statistique des cas publiés est, pour le radius, particulièrement satisfaisante.

Nous trouvons seulement un cas de généralisation et mort.

Les autres cas sont proclamés guéris. Il importe de les étudier minutieusement. Dans l'un, observation VIII, dont la nature histologique n'est pas encore connue, mais qui semble être un ostéosarcome central, étant donné l'examen radiographique, la malade eut d'abord un curage de la tumeur qu'on croyait tuberculeuse et des parties molles contaminées. Il y eut naturellement une récidive locale ; on fit alors une désarticulation de l'épaule, l'humérus ayant été reconnu atteint. Au bout de 18 mois, aucune trace de récidive.

Dans une autre, observation II, où il s'agit d'un sarcome ossifiant, traité par l'amputation de l'humérus, il n'y avait pas récidive au bout de neuf mois.

Enfin, dans l'observation VII, ostéosarcome périostique à cellules rondes, le malade eut d'abord un raclage de l'os qui fut suivi un an après seulement de récidive, puis une résection. Cette observation ne peut donner aucune indication, l'auteur l'ayant publiée immédiatement après l'opération.

Tous ces cas semblent bons, bien que la guérison ait été proclamée au bout de 9 mois, 18 mois seulement, mais les observations recueillies sont en trop petit nombre.

La seule conclusion qui puisse être tirée de l'étude de tous les ostéosarcomes du radius qui ont été publiés, c'est que le pronostic n'est pas toujours fatal, que la guérison peut être obtenue par une intervention chirurgicale, surtout quand on a affaire aux sarcomes centraux à myéloplaxes, d'ailleurs les plus fréquents, car ils n'ont pas de tendance à se généraliser, et évoluent pendant longtemps comme des tumeurs bénignes.

TRAITEMENT

Il n'y a qu'un seul traitement, le traitement chirurgical, car, comme le dit M. Mauclaire, « la sérothérapie peut nous donner des surprises agréables, mais non encore évidentes. »

Faut-il toujours opérer ? Dans l'ostéosarcome du radius, il existe rarement des contre-indications.

De par le siège de l'os, il sera toujours possible d'enlever la tumeur dans toute sa totalité. Une contre-indication formelle est la généralisation ; nous avons vu, dans l'étude de nos observations, que cette généralisation est rare.

En tout cas, il faut la rechercher minutieusement avant de commencer une opération radicale et il est souvent difficile de la dépister, au point que, d'après Verneuil, il n'y a pas de signes viscéraux par lesquels on pût affirmer la généralisation. Toutefois, l'apparition de troubles viscéraux chez un malade porteur d'un ostéosarcome doit toujours être tenue pour suspecte. Outre la généralisation, beaucoup de chirurgiens ont pour règle de s'abstenir quand il y a des ganglions ; c'est un point délicat, car il n'est pas toujours facile de distinguer des ganglions néoplasiés de ganglions simplement inflammatoires. D'autre part, il n'est pas prouvé que l'infection ganglionnaire soit un indice certain de généralisation.

Enfin, chez un malade ayant des douleurs très vives ou une tumeur volumineuse, le chirurgien n'est-il pas autorisé à opérer, même en présence d'une infection ganglionnaire évidente ?

Qnand faut-il opérer ? Le plus tôt possible : c'est là une loi générale. On sait que les ostéosarcomes myéloïdes peuvent à un certain moment prendre une allure maligne ; il faut se mettre à l'abri de cette évolution le plus tôt qu'on le peut. D'autre part, dans les autres ostéosarcomes, si on tarde à intervenir, la tumeur ne restera plus une maladie locale.

Il faut donc opérer tôt et pour cela faire un diagnostic précoce. Nous avons vu l'importance capitale de la radiographie pour l'établir ; nous n'avons pas à revenir sur ce point.

Comment faut-il opérer ? La question est complexe, car, si nous cherchons les avis des chirurgiens, nous voyons qu'ils sont très différents, les uns préconisant des interventions conservatrices, résection, évidement, les autres, des interventions radicales : amputation ou désarticulation.

En fait, pour le radius, si nous consultons nos observations, où nous trouvons 7 cas d'opérations conservatrices, nous trouvons deux résections suivies de guérison sans récidive au bout de 3 et 4 ans (obs. III et V); une ré-

section avec récidive au bout de 5 ans, et les autres
avec récidive au bout d'un temps variant entre un an et
deux ans. Or, il faut remarquer que dans ceux-ci il
s'agissait d'ostéosarcomes, soit centraux, à cellules rondes ou fusiformes, soit périostiques. Les trois premiers
cas étaient des ostéosarcomes centraux à myéloplaxes :
nous trouvons là deux succès et une récidive au bout de
cinq ans, traitée alors par l'amputation et guérie.

Que conclure ? La question est grosse d'importance,
car une désarticulation, par exemple, quoique moins
grave actuellement qu'autrefois, par suite des progrès
de la chirurgie, est une opération qui comporte un pronostic sérieux ; d'autre part, il faut regarder à deux fois
avant d'enlever un membre à un malade. Il est vrai que,
après la résection d'une portion du radius, l'utilité d'un
membre supérieur privé d'une partie de son squelette,
est assurément moindre, mais les tentatives faites depuis
quelques années pour remplacer par une greffe osseuse
ou par une pièce prothétique enclavée dans les tissus,
sont de nature à pousser les chirurgiens dans la voie des
opérations conservatrices. Mais, même indépendamment
de ces pièces prothétiques, un membre privé d'une
partie de son radius est loin d'être inutile, comme de
nombreux exemples le démontrent amplement.

C'est pourquoi nous croyons qu'il faut, au point de
vue du traitement à suivre, faire une sélection dans les
ostéosarcomes du radius, en détacher le groupe des
sarcomes myéloïdes pour lui appliquer la méthode con-
servatrice, étant donné les résultats heureux qu'elle a
donnés.

Or, comment reconnaître qu'on a affaire à un ostéosarcome à myéloplaxes ? Par le siège et la radiographie. L'ostéosarcome épiphysaire est presque toujours central et 9 fois sur 10, d'après Schwartz, myéloïde. La radiographie, en montrant la décalcification d'une épiphyse, nous renseignera sur le siège précis et la nature. Elle fournira un point, en outre, des plus importants : c'est l'étendue des lésions osseuses, car l'altération néoplasique osseuse peut remonter très loin sans que la clinique puisse l'apprécier, et c'est peut-être la non-connaissance de l'étendue précise des lésions qui a été la cause de récidive dans des résections trop peu étendues.

Quant aux autres variétés d'ostéosarcomes, la conduite nous semble devoir être différente, étant donné leur nature essentiellement maligne. Il faut faire des interventions radicales, et d'autant plus radicales que les parties molles sont plus envahies, car, comme l'a démontré M. Quénu, « c'est l'invasion des parties molles qui constitue le danger de la propagation des sarcomes. »

OBSERVATIONS

Observation I

*Ostéosarcome mélanique du radius opéré par évidement et par
résection- Amputation. Guérison durable.*

(Eug. Bœckel)

Mme V..., 35 ans, a subi en 1866 un évidement de l'extrémité inférieure du radius gauche et en 1868 une résection de
cet os à l'hôpital de Bonn. Les plaies ne se sont jamais cicatri-
sées. L'amputation proposée par le professeur Busch n'a pas
été acceptée. L'affection avait été mise au.nombre des sarcomes
myéloïdes après examen microscopique.

En 1871 cette dame vint habiter Strasbourg et se fit admettre à la maison des Diaconesses.

Elle est dans le marasme, maigre, le teint terreux. L'extrémité inférieure du radius gauche et le carpe sont le siège d'une
vaste caverne à parois osseuses, tapissée d'une couche pultacée,
noire, pigmentée, fournissant une sanie fétide. Au-dessus du
coude, le long du bras, il existe deux ganglions du volume
d'une noisette. Le foie déborde les fausses côtes de 7 centimètres.
Dégénéscence amyloïde probable. Rien dans les poumons et
les seins. Diarrhée.

Le 5 septembre 1871, amputation de l'avant-bras au tiers
supérieur sans toucher provisoirement aux ganglions.

La plaie guérit en trois semaines contre toute attente. Les ganglions diminuent de volume et finissent par disparaître, le foie revient à des dimensions normales. La malade reprend petit à petit ses forces et un bon teint. Aujourd'hui encore (mai 1880), elle jouit d'une bonne santé et travaille activement dans son ménage.

La tumeur, formée aux dépens du carpe et de l'extrémité inférieure des os de l'avant-bras, est un sarcome à petites cellules rondes en partie pigmentées et mêlées de myéloplaxes. Elle est renfermée dans une coque périphérique osseuse qui envoie quelques cloisons dans l'intérieur de la masse.

OBSERVATION II

Sarcome ossifiant du radius gauche. Désarticulation du coude puis amputation de l'humérus. Guérison.

(Docteur Gillette.)

Le nommé Bressé Henri, 19 ans, sans profession, entre le 10 septembre 1879 à l'infirmerie de Bicêtre, service de M. Gillette.

Manifestement scrofuleux, porteur d'anciennes cicatrices d'abcès au cou, le malade raconte qu'il eut, dans son enfance, la gourme, des maux d'yeux, des croûtes continuelles d'impétigo dans les cheveux, etc. ; il présente un facies caractéristique ; il est gras, les lèvres sont grosses, proéminentes ; les chairs sont flasques et molles.

Le début de l'affection qui l'amène actuellement à l'infirmerie remonte à 5 ans. Il éprouvait à cette époque une douleur vive lorsque l'on pressait sur la partie moyenne de son radius. Aucune douleur spontanée. Peu à peu l'avant-bras augmente progressivement de volume ; les mouvements deviennent difficiles et en 1877, il se décida à entrer à l'hôpital dans le service de M. le professeur Broca. L'avant-bras était, paraît-il, considérable; des douleurs spontanées, nocturnes principalement, étaient apparues et la moindre pression devenue intolérable.

M. Broca, d'après le malade, fait l'évidement de la partie supérieure du radius. Issue de sang, mais pas de pus. Aucun symptôme inflammatoire. Issue de quelques esquilles osseuses pendant la cicatrisation qui s'effectue lentement. Le malade sort du service de M. Broca en mai 1878.

La guérison se maintient jusqu'à ces derniers mois, époque à laquelle les douleurs ont reparu spontanées et à la pression.

Le malade entre à l'infirmerie et on constate une augmentation du volume de l'avant bras; celui-ci présente une forme arrondie, régulière, surtout dans son tiers supérieur.

L'articulation huméro-cubitale est libre ; les mouvements de flexion et d'extension ne sont point douloureux et se font facilement.

Le cubitus, au niveau de l'olécrâne, est douloureux à la pression et semble un peu volumineux. Il ne paraît pas écarté du radius.

Les mouvements du pronation et de supination sont impossibles.

Les ganglions épitrochléens au nombre de deux sont gros comme de petites noisettes.

Au niveau de la tumeur se trouve la cicatrice adhérente à l'os et provenant de la première opération.

Le bras est atrophié, la main semble plus petite que celle du côté sain.

On diagnostique un ostéosarcome du radius propagé au cubitus.

Le 26 novembre, après avoir chloroformé le malade, M. Gillette tente la désarticulation du coude. Pendant l'opération, on constate que le cartilage articulaire du radius est altéré et a disparu sur certains points. A ces points correspondent sur l'humérus des altérations semblables. Tout fait supposer une propagation à la partie inférieure de l'humérus. M. Gillette pratique immédiatement l'amputation de l'extrémité inférieure de l'humérus à trois ou quatre centimètres de la surface articulaire.

Les ganglions augmentés de volume sont laissés dans la plaie.

Pansement de Lister. Légère compression ouatée.

Le pansement est renouvelé tous les quatre jours. La température prise matin et soir oscille entre 37° et 37°8.

Un mois après, la cicatrisation du bord externe du moignon est complète. Le 4 novembre la plaie mesure 3 à 4 centimètres. La cicatrisation n'est complète que le 15 décembre.

Examen anatomique : Les tissus de l'avant-bras et du bras sont atrophiés ; les muscles sont pâles, petits. A la partie supérieure de l'avant-bras, ils semblent ne plus former qu'une masse adhérente à la tumeur osseuse et dans certains endroits présentent à la coupe un aspect lardacé.

Le radius présente à la partie supérieure une tumeur faisant corps avec lui et lui donnant un aspect fusiforme.

Elle s'étend de la partie moyenne de l'os à la cupule. En son milieu, elle présente un diamètre de trois centimètres par son extrémité supérieure. Elle est surmontée de la cupule radiale ; sa partie inférieure fait suite au corps de l'os. Sa surface est lisse, régulière, adhérente aux tissus environnants.

Le cubitus n'est point augmenté de volume et semble sain extérieurement.

L'articulation cubito-radiale a presque disparu ; elle fait partie de la tumeur radiale ; les mouvements y sont impossibles.

Du côté de l'articulation huméro-cubitale on ne trouve que des lésions du cartilage.

Celui de la cupule du radius est presque totalement détruit, et correspondant aux points détruits, le cartilage de l'humérus a disparu au niveau du condyle.

La petite portion d'humérus enlevée ne présente aucune lésion à l'extérieur ; mais si l'on en fait une coupe, on voit son tissu spongieux parsemé de points rose pâle, d'un tissu en quelque sorte élastique et enfermé dans les loges formées par le tissu osseux. Ces loges sont augmentées de volume, par destruction des trabécules. Deux centimètres d'os sain séparent la section de la partie malade.

La même lésion se trouve au niveau de l'olécrâne. Si on fait une coupe longitudinale du radius, on constate que la tumeur est formée de deux parties distinctes, une partie périphérique et une partie centrale.

La partie périphérique, constituée par une véritable masse de tissu compact, dur, résistant, forme un tube de 1 centimètre d'épaisseur en certains points et se continue avec la substance compacte de l'os.

A la coupe, ce tissu est blanc, parsemé de distance en distance de cavités irrégulières et de points rouges qui ne sont autres que les orifices de passage de quelques rares vaisseaux.

La partie centrale est formée de tissu osseux dégénéré, présentant l'aspect d'un tissu compact, anfractueux, dont les loges seraient envahies par un tissu rosé en certains points, blanc nacré en d'autres, donnant à la coupe un aspect lisse, uni, lardacé. Si on énuclée en quelque sorte avec la pointe d'un scalpel une partie de ce tissu, on constate qu'il crie et résiste à la coupe. En certains points, on peut voir des vaisseaux peu abondants. Par la dissociation, on voit au microscope que le tissu contient des éléments fusiformes en grande abondance ; d'autres sont sphériques, présentant un ou plusieurs noyaux ovalaires ou ronds.

La pièce, après avoir macéré pendant 3 mois dans une solution de chloral, est séchée et on constate alors que la partie périphérique de la tumeur est tapissée dans certains points par une véritable couche de matière calcaire ; certains îlots dans l'épaisseur même de la tumeur semblent formés de cette matière et lorsque avec un scalpel on vide en quelque sorte une de ces loges, on constate qu'elle est fermée de toutes parts.

Le malade venu au mois de mai 1880, n'a présenté aucun phénomène du côté de son membre depuis sa sortie de l'infirmerie.

Aucune récidive ne semble à craindre.

Observation III

*Sarcome de l'extrémité inférieure du radius. Résection.
Guérison.*

Transaction of Clinical Society London, 26 janvier, 1894,
H. H. Clutton.

Homme de 50 ans, entre à l'hôpital Saint-Thomas en juillet
1891.

Depuis un an, douleur dans le poignet gauche, surtout en
sortant de travailler, sans cause appréciable. Depuis six mois,
tuméfaction et accroissement régulier de volume de la région.
Pas de douleurs, même la nuit, mais seulement inhabileté au
travail.

La partie inférieure du radius gauche était accrue par un
renflement globuleux élastique. L'aspect était bien celui d'une
tumeur myéologène, car on pouvait sentir le relief osseux et les
espaces ramollis où la tumeur avait perforé l'os. Ni craque-
ments, ni pulsations.

Mouvements libres de l'articulation du poignet ; pas d'élar-
gissements du cubitus.

Je le décidai à subir une résection de l'extrémité inférieure
du radius, pourvu que la tumeur fût bien d'origine centrale.

Je pensais aussi à réséquer une égale longueur des deux os
pour que l'articulation du poignet fût en rapport avec deux os
de même longueur et que la main ne s'articulât pas avec le
côté radial du cubitus. Je m'étais souvenu du cas publié par le
professeur Armandalis dans le *British Medical Journal* du
10 décembre 1881, et je pensais qu'on pouvait évider le poignet
en fléau, à l'aide d'un gantelet de cuir.

Le 25 juillet 1891, incision sur le bord externe du radius en
évitant avec soin l'extenseur et le long abducteur du pouce.

Aussitôt, apparition de la tumeur qui était bien d'origine centrale, molle et diffluente.

Les tendons sont disséqués en arrière et en avant, et l'extrémité de l'os séparée des tissus environnants. Section seulement du tendon du long supinateur.

Une seconde incision est faite sur le bord cubital de l'avant-bras et le cubitus traité de la même façon.

Les deux os sont alors sciés un peu au-dessus du niveau de la tumeur.

L'articulation du poignet étant ouverte, je fis alors une tentative de rapprochement entre les os éloignés, mais je n'y pus parvenir qu'à la condition d'agrandir chaque incision car les deux os étaient séparément refoulés chacun à travers les deux plaies.

En examinant la surface de la section osseuse, je vis qu'un noyau de la tumeur était resté dans la cavité médullaire du radius.

Au lieu de faire un autre trait de scie, ce que beaucoup auraient certainement fait comme ce qu'il y avait de mieux, je fis un grattage et évidai avec la gouge l'extrémité inférieure du radius.

Suture continue, sans drainage.

Premier pansement le 10 août, seize jours après l'opération. La plaie était alors complètement fermée.

Les doigts étaient gauches, malgré le poignet qui était soutenu par une attelle de gutta-percha.

Au mois de novembre, l'avant-bras fut placé dans un gantelet garni de cuir.

En mai 1892, le malade approchait le pouce des autres doigts; la préhension s'effectuait très bien quand le malade avait son gantelet, mais il ne pouvait rien faire sans lui.

En octobre 1892, quinze mois après l'opération, il soulevait un vase rempli de peinture pesant 9 kilogrammes.

Le 2 mai 1893, il revient; pas de trace de récidive; la main est plus forte.

La tumeur était d'origine centrale et siégeait à l'extrémité inférieure de radius ; elle avait environ deux pouces de diamètre.

Le cubitus est absolument libre ; la scie a dû passer au-dessus du niveau supérieur de la tumeur.

M. Shattock qui a bien voulu faire l'examen microscopique de la tumeur, la considère comme un sarcome à cellules géantes ; elle en a aussi l'apparence caractéristique à l'œil nu.

Il est particulièrement intéressant de noter qu'après la résection de la tumeur, j'ai été obligé d'enlever par le grattage et même à la gouge un noyau de la tumeur resté dans la cavité médullaire de l'os.

Deux ans et demi après, il n'y avait pas trace de récidive.

OBSERVATION IV

Clutton, *Trans. of clin. Soc. London*, janvier 1894.

Mme T..., âgée de 34 ans, me fut envoyée par le docteur Topping en janvier 1890. C'était une très petite femme, presque une naine, ayant dans ses antécédents une attaque de rhumatisme (?) vers l'âge de huit ans, suivie de difformité notable dans les deux genoux, dans le coude et le poignet droit.

Il y a neuf ans, le Dr Topping remarque une petite masse en avant du poignet gauche.

Cette masse augmenta très lentement de volume jusqu'à ces trois dernières années où elle prit un développement rapide ; et en particulier dans les trois derniers mois, elle doubla presque de taille. La malade, pendant cette évolution, eut des crises pendant lesquelles la tumeur augmentait subitement de volume et devenait très douloureuse. Ces crises duraient une semaine ou deux au bout desquelles la tumeur diminuait et revenait à ses anciennes dimensions.

Pas de paralysie ni de sensation anormale dans les doigts

La malade se plaignait seulement d'une violente douleur dans le poignet.

En avant du radius gauche, se trouvait une tumeur très dure, rénitente qui semblait être attachée au radius comme une tumeur para ou périostéale. Elle se projetait en arrière aussi bien qu'en avant du radius et vraisemblablement avait envahi les parties molles.

L'amputation fut accomplie le 26 mars 1890 avec réunion par première intention. Jusqu'ici pas de récidive.

La pièce est au musée de l'hôpital Saint-Thomas et ainsi décrite par M. Shattock : « La coupe montre quelques cellules géantes types, mais éloignées les unes des autres sur une base finement granuleuse où se trouvent des multitudes de noyaux arrondis et, en nombre moins considérable, des cellules plus grandes polyédriques ou ramifiées dont le corps est rempli de fines granulations jaune foncé et dont le noyau est plus grand que ceux dont nous venons de parler. La tumeur peut être considérée comme un sarcome à cellules géantes dans lequel est survenue une hémorrhagie assez abondante, le plus grand nombre des cellules étant des leucocytes emprisonnés dans le coagulum. »

Cette description histologique de M. Shattoch est particulièrement intéressante par sa relation avec l'histoire clinique mentionnée de « crises ressemblant à des poussées inflammatoires au cours desquelles la tumeur augmentait soudain de volume. » Il est probable qu'à chaque poussée se produisait une hémorrhagie dans la substance de la tumeur.

OBSERVATION V

Sarcome de l'extrémité supérieure du radius. Résection. Guérison

(*Transactions of Clinical Society London* Clutton, 26 janvier 1894)

Homme de 28 ans, envoyé par le docteur Héygate de Vellingborought, entre à l'hôpital Saint-Thomas en novembre 1887. Depuis deux ans, douleurs siégeant au niveau de l'avant-bras droit jusqu'au coude, survenant, au début seulement, à la suite des fatigues, mais devenues spontanées et surtout accentuées a nuit, pendant les six derniers mois avant son entrée.

Antécédents héréditaires : Deux grands-parents morts de cancer

Entré en novembre 1887. L'extrémité supérieure de son radius droit était très augmentée de volume, globuleuse et excessivement dure et résistante, comme si c'eût été partout de l'os. On ne trouvait pas d'endroits dépressibles, ni de pulsations. Les mouvements du coude, flexion et extension, étaient presque normaux, tandis que la pronation et la supination étaient altérées par la compression des deux os au-dessous de l'articulation. Il était pâle et anémique et considérablement amaigri surtout depuis les derniers mois. Son urine contenait de l'albumine et des débris granuleux et épithéliaux et était cependant claire. Il avait une affection rénale.

Le 9 décembre 1887 je tente une opération exploratrice. Incision sur le côté externe et le plus proéminent de la tumeur. Dès qu'elle fut à découvert, une partie molle s'offrit, donnant accès dans l'intérieur de l'os ; je l'élargis et introduisis le doigt.

L'extrémité supérieure du radius était occupée par une tumeur molle plutôt diffluente, a l'œil nu, cela avait l'aspect de sarcome myélogène ce que confirma M. Ballane en faisant l'examen microscopique, pendant que je continuais l'opération.

Je sectionnai le radius à un pouce au-dessous de la tumeur et enlevai le tiers supérieur ainsi devenu libre. Le ligament annulaire fut sectionné en dedans en ayant soin de ménager le nerf en arrière du ligament interosseux

Bien que toute la tête fût envahie, le cartilage articulaire était sain.

Une contre-ouverture fut pratiquée à la face interne de l'articulation du coude jusqu'à l'olécrâne et au condyle interne, la plaie bourrée de gaze iodoformée et la peau de chaque côté de l'incision suturée aux muscles.

Quelques jours après, l'urine devenait trouble mais sans augmentation de l'albumine. La plaie guérit rapidement et était complètement refermée avant la fin de janvier.

La flexion du coude se faisait bien, l'extension à peu près la moitié de la normale.

A la fin d'avril, le malade remuait tous les doigts, mais la main était faible dans la préhension.

Pas de paralysie.

En juin 1888, six mois après l'opération, il revint, se plaignant de la vue. Il vit M. Nettleship qui lui trouva la « rétine albuminurique » et le mit en observation à Vellingburought où le docteur Heygate le vit. Il se remit assez lentement.

Je le vis la dernière fois en mars 1889 ; il se servait parfaitement de sa main et de son bras et on n'avait pas constaté le plus petit signe de récidive.

Il mourut chez lui du fait de son albuminurie en juillet 1889 un an et demi après l'opération. A ce moment le docteur Heygate ne constata aucune trace de récidive.

La pièce a été décrite par le docteur Shattoch : « Les trois pouces supérieurs du radius ont été successivement envahis par un sarcome à cellules géantes. La tumeur a environ 2 pouces dans tous les sens. La tête tout entière est envahie, mais le cartilage est sain. Microscopiquement c'est un sarcome type à cellules géantes. »

OBSERVATION VI

Corresp. Blatt. f. Schweizer Aerzte. 1er juillet 1890.

Le professeur Krœnlein montre un cas de résection du tiers inférieur du radius pour un sarcome myéologène. La partie manquante fut remplacée par un radius artificiel en ivoire qui en joue parfaitement le rôle.

Krœnlein pense traiter de cette façon un cas pour lequel la totalité du radius a été réséquée ou enlevée et où l'immobilisation n'a pas donné de résultat. Il est ainsi créé une sorte de prothèse interne et d'attelle intérieure que le patient porte avec lui sans qu'elle puisse subir de déplacement.

OBSERVATION VII

*Sarcome du radius récidivé ; ablation de la moitié
supérieure du radius.*

Pierre Viart, *Bulletin de la Société anatomique.* Juillet 1897.

Il s'agit d'un jeune homme de 18 ans, chemisier. Ses antécé_ dents héréditaires sont peu intéressants, son père a une maladie d'estomac ; sa mère et son frère jouissent d'une excellente santé. Lui-même paraît bien portant en ce moment ; à 4 ans, il eut une fièvre typhoïde légère ; jusqu'à 10 ans, des glandes dans le cou auxquelles « il ne faisait aucune attention » ; en 1896, une blennorrhagie et des crêtes de coq, aujourd'hui disparues, mais qui motivèrent son entrée à la Charité, salle Trélat, n° 10, dans le service de M. le professeur Tillaux, remplacé par M. Walther.

C'est en l'examinant à ce moment qu'on reconnut une petite tumeur à l'avant-bras dont lui-même n'avait pas parlé.

Trois mois auparavant il avait ressenti une douleur brusque et violente au niveau du tiers supérieur de l'avant-bras ; la douleur ne dura qu'un jour ; mais le malade s'aperçut alors de l'existence d'une tumeur dont le volume n'a pas changé. En voici, du reste, les caractères d'après une observation prise à ce moment.

Il existe au niveau du tiers supérieur de l'avant-bras, empiétant légèrement sur le tiers moyen, une tuméfaction faisant saillie sur le bord externe. Les téguments qui la recouvrent sont sains.

La palpation ne permet pas une délimitation exacte de la tumeur ; en arrière, elle semble s'étendre jusqu'à la face postérieure du radius ; en avant, elle paraît avoir un petit lobe supplémentaire.

La contraction du long supinateur bride nettement la tumeur dont on ne perçoit alors que le prolongement antérieur.

Enfin, le radius est douloureux sur une étendue de 2 centimètres environ, à partir d'un travers de doigt au-dessous de sa tête.

Les mouvements de pronation et de supination sont conservés.

Opération le 12 août 1896. Après application de la bande d'Esmarch, M. Walther fit une incision sur le bord du long supinateur qu'il disséqua et réclina en dehors. On trouva alors sous le court supinateur incisé, un sarcome développé aux dépens du périoste de la face antérieure du radius sur une hauteur d'environ 4 centimètres. On réséqua tout le court supinateur et l'on fit le raclage de l'os. Sutures au catgut sur l'aponévrose et au crin de Florence sur la peau ; drainage.

Réunion complète sans aucun incident.

Le malade sortait guéri le 4 septembre et se remettait à travailler.

Les mouvements de flexion étaient un peu douloureux, ceux de pronation et de supination presque complètement abolis ; cependant le malade s'était habitué rapidement à cette légère impotence fonctionnelle, et travaillait fort bien quand même.

Mais au mois de janvier 1897, les douleurs reviennent ; il hésite à entrer à l'hôpital, attend même jusqu'au mois d'avril avant de consulter personne, puis revient en juin et entre définitivement le 27 juillet à la Charité.

L'état du membre est le suivant :

On voit à la partie antérieure de l'avant-bras la cicatrice de l'opération précédente ; elle en occupe le tiers supérieur, un peu en dehors de la ligne médiane. A son niveau, il existe une augmentation de volume régulière et la tuméfaction se continue graduellement avec les parties voisines.

Au palper, on trouve à la partie postérieure de l'avant-bras le cubitus absolument normal : sur le côté externe, on sent une tumeur légèrement rénitente ; à la partie antérieure, la tête du radius paraît saine et ses mouvements limités, mais possibles. Mais, en descendant le long de l'os, on arrive, au niveau de la tubérosité bicipitale, sur une tumeur dure, immobile, fixée à l'os qui lui a donné naissance. En soulevant le long supinateur, on la sent bien se terminer à la jonction du 1/3 supérieur et des 2/3 inférieurs du radius par un rebord saillant, débordant très peu l'os en dehors, beaucoup plus en dedans, où elle paraît presque tangente au cubitus.

Les mouvements de flexion et d'extension sont normaux, ceux de pronation et de supination très limités.

Pas d'atrophie musculaire.

Les ganglions épitrochléens et axillaires sont indemnes.

L'état général est bon.

Comme on se trouve bien évidemment en présence d'une récidive de sarcome opéré l'an dernier, une nouvelle intervention est décidée et pratiquée le 18 juillet 1897.

Opération : Incision sur la cicatrice de l'ancienne opération. Le bord externe du long supinateur est libéré et tout le muscle rejeté en dehors. La branche antérieure du radial avec les filets qu'elle envoie aux radiaux et l'artère radiale sont réclinées en dedans. On décolle le rond pronateur dont on dissèque sur une faible étendue le tendon inférieur, puis les fléchisseurs, en rasant le radius et respectant le nerf médian. Ceci fait, la partie antérieure de la tumeur étant bien mise à nu, on sectionne l'os, au ciseau et au maillet, à sa partie moyennne, trois ou quatre centimètres au-dessous de la limite inférieure du sarcome. L'extrémité inférieure du fragment supérieur est saisie avec un davier si bien qu'en le relevant et lui faisant subir des mouvements de pronation, on arrive à disséquer sa face postérieure, en respectant la branche postérieure du radial, et à l'enlever complètement avec la tête saine. Le tendon du biceps a été coupé à 1 centimètre 1/2 au-dessous de son insertion.

Les désordres vasculaires et nerveux étaient nuls, puisque toutes les branches du radial, d'une part, les artères radiale et interosseuse, d'autre part, avaient été soigneusement respectées. Restaient le fragment inférieur du radius qui fut laissé libre et le tendon du biceps. M. Walther eut l'idée de le suturer au rond pronateur. La réunion fut faite solidement au catgut.

La plaie fut ensuite refermée : une suture au catgut faite sur l'aponévrose. Suture de la peau au crin, drainage.

La tumeur ainsi enlevée a une forme assez régulièrement ovoïde à grosse extrémité supérieure ; elle a une longueur de 8 centimètres environ avec un diamètre moyen de 4 à 5 centimètres ; elle est légèrement bosselée avec des fibres musculaires du court supinateur adhérant fortement à son enveloppe.

Une coupe longitudinale faite sur toute la hauteur de la pièce, montre les détails suivants ; le radius occupe l'axe de la tumeur qui est cependant plus développée du côté externe, le double environ. L'os est sain jusqu'à l'union de son tiers supérieur avec ses deux tiers inférieurs, point où commence la tumeur.

Sa tête est saine aussi sur une hauteur d'environ 1 centimètre.

Toute la portion intermédiaire est infiltrée de néoplasmes, cependant le tissu compact périphérique existe encore en couche mince sur presque toute la périphérie ; l'os se délimite facilement de la tumeur et a conservé une solidité assez grande.

L'examen histologique a été fait par M. Pilliet, chef de laboratoire de la clinique.

Les coupes montrent que la tumeur est constituée par du sarcome périostique, à petites cellules rondes, sans myéloplaxes et sans aiguilles d'ossification. De plus, en suivant les insertions des aponévroses sur le périoste, on voit que le sarcome remonte le long de ces insertions et détruit les fibres musculaires à une assez grande distance.

Le sarcome est à forme lobulée, à cellules rondes ou polyédriques, avec noyau volumineux.

Il est assez remarquable à cause de l'absence d'ossification de la forme très jeune qu'il présente.

OBSERVATION VIII

Ostéosarcome des os de l'avant-bras, récidive. Désarticulation de l'épaule:

Docteur Bilhaut. *Annales de chirurgie et d'orthopédie*, 1900, p. 358.

Il s'agit d'une femme de 45 ans, ayant joui d'une excellente santé jusqu'il y a cinq ans. A cette époque, elle fut prise d'une douleur sourde, d'un sentiment de pesanteur dans l'avant-bras droit. Peu à peu apparurent une tuméfaction siegeant à l'union du tiers supérieur avec le tiers moyen de cette région, puis un peu d'œdème de la main, puis de la chaleur au niveau de la tumeur et enfin des douleurs.

Le mal avait l'aspect d'une gomme tuberculeuse.

Pour lever les doutes au sujet d'une affection pouvant avoir la syphilis pour point de départ, le médecin traitant eut recours à un traitement intensif par injections hypodermiques de calomel et administration à doses élevées d'iodure de potassium. Comme cela arrive communément dans les premières semaines, il se produisit une détente marquée : les douleurs s'atténuèrent, la tumeur se réduisit de volume et puis brusquement on perdit tout ce qu'on avait paru gagner. Rien dans les commémoratifs ne permettait d'ailleurs, de conclure à la syphilis.

En présence d'une tuméfaction de cette nature, il n'y avait qu'à intervenir. Or, il resta un doute dans l'esprit du chirurgien à qui la malade demanda des soins. Il crut que l'affection était de nature tuberculeuse et se mit en mesure de pratiquer l'incision du foyer devenu fluctuant et d'extraire à la curette tran chante les parties molles cutanées.

Cette opération fut donc pratiquée comme je viens de le dire:
on trouva une lésion suspecte, certainement différente de la
tuberculose car, à la récidive qui ne tarda pas à se produire, le
chirurgien proposa l'amputation du bras.

C'est sur ces entrefaites que la malade me fut adressée. Je
l'examinai aussi sérieusement et aussi complètement que possible. L'exploration aux rayons X me démontra que non seulement les os de l'avant-bras étaient profondément altérés,
mais que l'humérus lui-même était sérieusement pris. Voici, en
effet, ce que je vis : au niveau de la lésion de l'avant-bras,
l'écran permettait d'apprécier exactement l'énorme volume des
parties molles et de le comparer à la réduction du squelette. Le
cubitus et le radius étaient à peine visibles à l'écran, tant s'était
raréfiée la substance calcaire qui fait la base de l'ossification.
On dut diminuer considérablement l'intensité de lumière de
l'ampoule pour avoir une idée relativement exacte de leurs contours.

Cette diminution des sels terreux nous explique la facilité et
la rapidité avec lesquelles se produisent les déviations dans les
membres atteints de tumeurs de ce genre. Cela nous permet
aussi de mieux comprendre le mécanisme des fractures spontanées survenant chez les malades atteints de cancer des os.

Toute la diaphyse du cubitus et du radius était à peine visible
à l'écran. Il en était déjà de même pour l'humérus dans les
deux tiers au moins de sa longueur. Donc, en l'absence de ganglions axillaires, en l'absence de troubles locaux constatables
à l'œil nu ou à la main le long de l'humérus, déjà cet os était
dégénéré. Le sol minéral, d'après l'expression très juste du
docteur Gaube, du Gers, faisait défaut et il était aisé de prévoir, dans ces conditions, avec quelle rapidité se ferait l'envahissement cancéreux quand ces troubles limités à l'avant-bras
droit auraient dépassé l'interligne articulaire.

Ce n'était donc pas une amputation de l'avant-bras qu'il
fallait pratiquer, mais une résection de l'épaule.

La malade ne s'y décida pas et, sur ses instances, je consentis à nettoyer à la curette les fongosités exubérantes et puantes qui sortaient de la plaie réouverte spontanément.

Je désinfectai le foyer par de grands lavages au formol à 10 0/0 et ne cessai de répéter que la guérison durable ne pouvait se concilier avec une intervention de ce genre.

Les douleurs ne tardèrent pas à être violentes et un jour la malade revint décidée à se laisser amputer le bras. La rougeur avait gagné et le gonflement remontait à 5 centimètres au-dessus du pli du bras.

Je rappelai bien dans quelles conditions j'entendais intervenir et, pour bien me confirmer dans mes résolutions, je fis un nouvel examen aux rayons X. Cette fois, je vis que toute la diaphyse humérale était décalcifiée ; il ne restait donc aucune hésitation.

Ainsi, les lésions osseuses avaient précédé celles des parties molles, et la déminéralisation était achevée à un niveau déterminé quand les premiers phénomènes se produisaient dans les chairs.

Si l'on comparait la coloration donnée à l'écran par les os du membre supérieur droit avec celle des mêmes os du côté sain, on était frappé de l'énorme différence qui les caractérisait réciproquement.

Il fut donc convenu que j'aurais recours à une intervention aussi radicale que possible, à la désarticulation. Je vis que les lésions du côté de la peau avaient cheminé un peu plus vite sur le côté externe du bras que vers le côté axillaire, c'est ce qui m'incita à confectionner un lambeau interne plus grand que l'externe.

Les suites furent des plus simples : pas de fièvre. Au quatrième jour, enlèvement du drain mais renouvellement du pansement : bon état de la suture.

Au dixième jour, réunion parfaite par première intention ; enlèvement de tous les fils.

Tandis que les interventions palliatives précédentes n'avaient donné que des récidives à brève échéance, cette opération, bien que tardivement pratiquée, a été suivie jusqu'à ce jour du meilleur succès, puisque dix-huit mois se sont maintenant écoulés sans trace du moindre mal.

OBSERVATION IX (Personnelle)

Ostéosarcome de l'extrémité inférieure du radius

Amputation du bras.

L..., âgée de 17 ans, entre le 8 août à l'hôpital de la Salpêtrière où elle est placée salle Lallemand, lit n° 15.

Elle se plaint de gêne dans les mouvements de la main droite qu'elle rattache à une chute faite deux mois auparavant sur la paume de la main.

Rien de particulier à noter dans les antécédents héréditaires et personnels. Elle a toujours joui d'une santé excellente et actuellement son état général est parfait.

Elle fait donc remonter son affection à deux mois; mais en l'interrogeant minutieusement, on apprend que quelques semaines avant le traumatisme, elle éprouvait de temps en temps quelques légers élancements dans le poignet droit auxquels elle n'attacha aucune importance.

Le traumatisme fut léger ; en se baissant pour ramasser un objet, alors que sa main était tout près du sol, elle glissa et tomba sur la paume. Elle éprouva à ce moment une douleur vive; un gonflement assez considérable survint dans la région du poignet qui dura huit jours. Un médecin mit l'avant-bras en écharpe et fit du massage. La douleur disparut bientôt; seuls persistèrent des troubles dans les mouvements de la main et des doigts qui décidèrent la malade à entrer à l'hôpital.

A l'examen, on est frappé tout de suite par une déformation qui rappelle tout à fait la déformation « en dos de fourchette » classique; le plan de l'avant-bras est surélevé par rapport à celui de la main ; d'autre part l'axe de la main est dévié du côté radial. On trouve donc à la vue, les signes d'une fracture du radius. L'interne du service fait alors le diagnostic de fracture du radius. Il pense qu'elle est consolidée vicieusement, mais en palpant il est surpris de trouver une mobilité complète des deux fragments.

En outre, la palpation n'éveille aucune douleur et détermine une crépitation particulière au niveau de la face dorsale du poignet.

Les mouvements du poignet sont intacts.

La malade est envoyée au chef du laboratoire central de radiographie, M. Infroit, qui nous remet l'épreuve que nous avons représentée planche 1.

L'épiphyse inférieure du radius, sans déformation de l'os, a disparu : en outre, à la partie cubitale, on trouve une enveloppe osseuse qui se continue du côté de l'articulation en suivant le cartilage articulaire.

L'articulation radio-carpienne est intacte.

Etant donné la disparition du tissu osseux de l'épiphyse, la coque osseuse et l'impossibilité pour la tuberculose de déterminer de telles lésions, on pose le diagnostic d'ostéosarcome, et on propose à la famille une intervention. Refus formel. La malade quitte l'hôpital le 18.

Nous n'avons pu avoir que peu de renseignements sur ce qui est arrivé par la suite. Nous avons pu savoir seulement que deux mois après environ, des douleurs violentes étant survenues, la malade se rendit à la consultation de l'hôpital Saint-Joseph. Là, on crut avoir affaire à une ostéo-arthrite tuberculeuse. L'avant-bras fut mis dans un plâtre, mais les douleurs ne s'améliorèrent pas.

Au bout de huit jours on enleva le plâtre et on fit une ponction dans une partie de la tumeur fluctuante et on retira du sang.

La malade fut confiée au docteur Le Bec qui fit le diagnostic d'ostéosarcome et fit l'amputation du bras.

Observation X (inédite).

Due à l'obligeance de M. Cottu, interne des hôpitaux.

Ostéosarcome de l'extrémité supérieure du radius.
Généralisation. Mort.

Jean-Baptiste M..., 61 ans, garçon de laboratoire, entre le 23 février 1902 à l'hôpital Lariboisière, salle Bouley, pour des troubles paralytiques des membres inférieurs et une tumeur de l'avant-bras.

Cette tumeur a débuté, d'après le malade, vers la fin de juin 1901 et a depuis grossi progressivement.

Vers le mois de novembre, apparurent des douleurs violentes dans les membres inférieurs, simulant des douleurs fulgurantes ; à partir de fin décembre, paralysie des deux membres inférieurs.

Etat du malade, le 2 mai 1902. On voit sur l'avant-bras gauche, à sa partie supéro-externe, une tumeur du volume du poing, allongée dans le sens de l'os, paraissant faire corps avec la moitié supérieure du radius. Elle est assez lisse.

Sa consistance est dure et n'a pas de points ramollis ni de foyers de crépitation osseuse.

La pression est indolore.

L'articulation ne paraît pas envahie, car si les mouvements sont limités et si la flexion n'arrive pas tout à fait à l'angle droit, cela tient à ce que la tumeur vient buter contre le cubitus.

Douleurs spontanées, vives surtout la nuit.

Pas de ganglions dans l'aisselle.

Du côté des membres inférieurs, on trouve une paralysie flasque, absolue, avec incontinence d'urine et incontinence des matières fécales. Le malade ne peut pas déplacer ses membres dans son lit.

Les réflexes sont abolis.

Douleurs violentes par accès, surtout la nuit.

Fourmillements constants.

Pas de troubles trophiques.

Le malade meurt le 25 mai 1902.

A l'autopsie, on trouve outre l'ostéosarcome du radius, un sarcome de la colonne vertébrale, envahissant les 4e, 5e et 6e vertèbres dorsales. La moelle est difficile à différencier du tissu lardacé qui l'entoure sur une longueur de 10 centimètres. Elle est à peine grosse comme une plume d'oie.

Congestion des deux bases.

Rien aux autres organes.

CONCLUSIONS

L'ostéosarcome du radius est une affection très rare, s'observant entre 15 et 35 ans.

Son lieu d'élection est les épiphyses et surtout l'épi= physe inférieure.

Il a les caractères anatomo-pathologiques des ostéo- sarcomes des membres.

Le sarcome périostique du radius est très rare ; pres- que tous les cas publiés sont des cas de sarcome central.

Au point de vue de la structure histologique, la variété de beaucoup la plus fréquente est le sarcome central à cellules géantes ou à myéloplaxes dont plusieurs auteurs font une tumeur évoluant, de façon relativement béni- gne, comme une tumeur mixte.

Deux périodes dans les symptômes : une période d'in- fection locale, caractérisée par des douleurs et la tumeur ; une période d'infection générale et de cachexie, carac- térisée par les bourgeonnements, les ulcérations, les généralisations au poumon ou aux viscères.

L'affection au début peut évoluer très lentement, 5 ans, 9 ans.

Le diagnostic est difficile, surtout au début, quand il n'y a que peu ou point de déformation, mais aussi à la période d'état.

La radiographie vient puissamment en aide, en montrant nettement l'invasion néoplasique, et permet, ce qui est si important, de faire un diagnostic précoce.

Le traitement sera différent suivant la variété : pour l'ostéosarcome à myéloplaxes, qui sera reconnu par son siège, son évolution clinique et la radiographie, la résection simple de la portion d'os malade est indiquée : pour les autres variétés, on fera l'amputation ou la désarticulation au-dessus de la tumeur qui sont la meilleure garantie contre la récidive.

INDEX BIBLIOGRAPHIQUE

Cauchois. — Note sur la température locale des néoplasmes.
Revue de méd. et de chir., 1878.

Chauvel. — Du traitement de l'ostéosarcome des membres.
Gaz. hebd., 1875, p. 823.

Cornil et Ranvier. — Histologie pathologique.

Dubar. — Sarcome des membres. Thèse, Paris, 1887-1888.

Gillette.— Bull. de la Soc. de chir., 1876.

Gross. — Sarcoma of the long bones based upon 165 cases.
Amer. journal of med. sc., july-october 1879.

Havage. — Thèse de Paris, 1882.

Heydemisch. — Article Os du dict. Dechambre.

Jarrot. — Thèse de Paris, 1895-1896.

Maitre. — Ostéosarcome des membres. Période latente. Thèse
Paris, 1896-1897.

Lozaroff. — Thèse de Montpellier, 1900.

Levillain. — De l'ostéosarcome du péroné. Th. Paris, 1896.

Mauclaire. — Traité de chirurgie Le Dentu et Delbet, tome 3.

Malherbe. — Sarcome. Gazette médicale de Nantes 1900 et 1901.

Nélaton Eug. — Thèse de Paris, 1860.

Poinsot. — Etude clinique sur l'ostéosarcome des membres.

Quenu. — Traité de chirurgie Duplay et Reclus, 1, p. 409.

Schwartz. — Des ostéosarcomes des membres. Thèse d'agrégation, 1880.

Spendel. — Sarcome parostéal. Th., Paris, 1898-1899.

Tillaux. — Cliniques.

Terrier. — Rapport sur le travail de Poinsot. Bull. Soc. chir.,
1877.

IMPRIMERIE F. DEVERDUN, BUZANÇAIS (INDRE)